DAS INTIME FRAGEBUCH

222 INDISKRETE FRAGEN FÜR PAARE

Gefällt dir das Buch?

Dann bewerte es bitte mit 5 Sternen auf www.amazon.de, weil du damit anderen die Entscheidung erleichterst. Lediglich 4 Sterne sind keine gute Bewertung für Amazon, deshalb bitte 5 Sterne.

Rufe dazu dieses Buch auf Amazon auf und scrolle nach unten zu den Kundenrezensionen. Klicke dort auf "Kundenrezension verfassen".

www.meinerezensionen.de/71

Du wirst dann direkt zu deinen Rezensionen bei Amazon weitergeleitet.

Klicke dann auf den 5. Stern und gib deine Meinung zum Buch ein: Was hat dir besonders gut gefallen? Wem würdest du das Buch empfehlen?

Wenn du zusätzlich noch ein Foto des Buchs hinzufügst, würdest du uns eine ganz besondere Freude machen. Klicke zum Schluss auf „Senden".

Vielen Dank im Voraus für deine Mithilfe!

Würmstr. 55
82166 Gräfelfing

Bibliografische Information der Deutschen Nationalbibliothek:
Die Deutsche Nationalbibliothek verzeichnet diese Publikation in der Deutschen Nationalbibliografie; detaillierte bibliografische Daten sind im Internet über http://dnb.d-nb.de abrufbar.

Autorin: Alexandra Lennarz
Herstellung: Amazon Media EU S.à r.l., 5 Rue Plaetis, L-2338, Luxembourg
Bildnachweise: © Depositphotos / KateNovikova, Marchi, glorcza
ISBN: 978-3-96322-071-5

DAS INTIME FRAGEBUCH

Willkommen bei eurer ganz intimen Fragerunde.

In diesem Buch erwarten euch in 6 Kapiteln insgesamt 222 indiskrete Fragen rund um die Themen Sexualität, Liebe und Beziehung. Dabei geht es ganz schön heiß her, denn die Fragen sind sowohl gewagt, als auch spannend. Macht es euch gemütlich, sorgt für eine romantische oder prickelnde Stimmung und legt los.

Ihr könnt euch die Fragen immer abwechselnd stellen, oder beide jede einzelne Frage beantworten. Wollt ihr auf die ein oder andere Frage lieber nicht antworten, dann könnt ihr auch einfach eine beliebige Anzahl an Jokern vor Spielbeginn miteinander ausmachen, die euch erlauben, zu dem Thema zu schweigen. Das kann sogar für zusätzlich Nervenkitzel sorgen. Ganz so, wie ihr es wollt. Hauptsache, ihr habt Spaß dabei, euch auf spielerisch knisternde Weise näher kennen zu lernen und die Lust zu entfachen. Wie die Frage Runde endet, das entscheidet ihr ganz alleine.

Möge das erotische Spiel beginnen.

Viel Spaß!

INHALT

FANTASIEN

Welcher Film läuft in meinem Kopfkino?

Hast du einen Fetisch, von dem du bisher noch niemandem erzählt hast, den du aber gerne einmal ausleben würdest?

Macht dich bestimmte Kleidung beim Sex an? Spitze, Lack und Leder, Latex?

Wie stehst du zum Thema BDSM? Wärst du eher dominant oder devot und wo wäre deine Grenze?

Schaust du gerne Pornos? Wenn ja, hast du eine Kategorie, die dich besonders anmacht?

An welchen Orten hättest du gerne einmal aufregenden Sex?

Wenn du eine Nacht mit einem Promi verbringen dürftest, wer wäre das?

Würdest du gerne einmal einen Dreier haben? Mit zwei Frauen oder zwei Männern?

Findest du den Gedanken reizvoll, dass jemand dabei zusieht, wie wir Sex haben?

Macht der Gedanke beim Sex erwischt werden zu können dich eher an, oder ist das gar nichts für dich?

Wie stehst du zum Thema, den Partner beim Sex mit anderen zu beobachten?

Denkst du manchmal beim Sex an etwas oder jemand bestimmten?

Macht es dich an, wenn ich vor dir masturbiere oder wenn wir uns gemeinsam selbstbefriedigen?

Würdest du gerne mal einen Swingerclub besuchen und einen Partnertausch machen?

Findest du Rollenspiele erregend? Welche Szenarien und Kostüme machen dich besonders an?

Lebensmittel als Lusthilfen: Aufregend oder ein No-Go?

Wenn du in einem Sex-Shop nach Herzenslust shoppen dürftest, was würdest du kaufen?

Würdest du gerne einmal selbst in einem Porno mitspielen? Welches Genre könntest du dir vorstellen?

Findest du Erotik-Romane spannend und würdest du selbst gerne einmal einen schreiben? Wovon würde er handeln?

Würdest du gerne einmal frivol ausgehen? Was würdest du unternehmen und tragen?

Findest du Uniformen sexy? Gibt es welche, die dich besonders anmachen? Warum ist das so?

Engelchen und Teufelchen: Auf was stehst du mehr? Unschuldig und brav oder böse und wild?

Gibt es ein Merkmal, das du besonders scharf findest? Zum Beispiel eine rauchige Stimme, einen Bart, eine gewisse Augenfarbe, lange Haare, große Brüste, einen Kleidungsstil?

Stellst du dir manchmal vor, Sex mit einer unbekannten Person zu haben? Welches Szenario ist dabei für dich reizvoll? Im Club, auf einem Festival, in einer Bar, im Zug?

Würdest du gerne einmal Tantra ausprobieren? Was denkst du, hat das für eine Auswirkung auf deine und unsere Sexualität?

Ist Sex mit verbundenen Augen eine Fantasie, die sich für dich verlockend anhört?

Wo würdest du am liebsten einmal ein erotisches Fotoshooting machen? Was würdest du an Kleidung und/oder Makeup tragen?

Welches Spielzeug würdest du gerne einmal in den Sex miteinbeziehen?

Findest du die Vorstellung heiß, einen Striptease zu bekommen?

Findest du den Gedanken mit einer wesentlich älteren Person zu schlafen interessant oder eher abstoßend?

Hattest du schon einmal wilde Sexträume? Mit wem und wo hast du es getan?

Hast du schon einmal darüber nachgedacht, jemandem Sex als Gegenleistung anzubieten? Macht dich der Gedanke an?

Wärst du gerne mal Aktmodel? Würdest du eher einem Zeichner als Vorlage, oder als erotisches Model für Kataloge oder Kalender dienen?

Wie klingt Sex mit einem maskierten Menschen auf einem Maskenball für dich?

Hast du erotische Tagträume? Woran denkst du dabei?

Welche Stellung oder Spielart würdest du gerne einmal ausprobieren?

Könntest du dir vorstellen einen FKK Urlaub zu machen?

Findest du es heiß, sich während der Arbeit versaute Nachrichten und Bilder zu schicken? Oder lenkt das bloß ab und sollte bis Feierabend warten?

Fällt dir noch mehr zum Thema Fantasien ein?

KÖRPER

Die Physik der Liebe

Hast du eine erogene Zone, von der ich noch nichts weiß?

Frauen: Ist für dich der klitorale oder der vaginale Orgasmus besser? Männer: Kommst du lieber in der Vagina oder außerhalb? Warum?

Findest du Piercings und Tattoos im Intimbereich sexy? Gibt es Stellen, an denen sie dir besonders gefallen, oder Motive die du besonders magst? Was geht überhaupt nicht?

Stehst du beim Oralsex auf die 69-Stellung? Bist du dabei lieber oben oder unten?

Was findest du an meinem Körper besonders attraktiv? Und was an deinem eigenen?

Macht schlucken beim Oralsex dich an?

Schließt du beim Sex lieber die Augen, oder hast du sie lieber geöffnet?

Macht es dich an, wenn es etwas wilder zugeht und zum Beispiel gebissen, gekratzt und leicht an den Haaren gezogen wird?

Magst du eher das Gefühl von Kälte oder von Wärme beim Sex? Eher Eiswürfel, oder eher Wachs?

Stehst du auf Analsex und anales Verwöhnen?

Wo schaust du bei einer attraktiven Person zuerst hin?

Wie wäre es für dich, wenn ich/der Mann Startschwierigkeiten hätte? Wie würdest du mit der Situation umgehen?

Was gehört für dich zu einem guten Vorspiel dazu? Und wie lange sollte es gehen?

Wenn du mich umstylen dürftest, wie würde ich hinterher aussehen?

Wenn du etwas an deinem Körper ändern könntest, was wäre es?

Würdest du dich jemals einer Schönheits-OP unterziehen?

Findest du künstliche Nägel, Wimpern und Co. schön, oder magst du das an dir selbst/deiner Partnerin gar nicht?

Worauf stehst du mehr: Eher durchtrainiert, oder eher etwas mollig?

Kommt es für dich auf die Größe des Penis/der Brüste an?

Wie fühlt sich ein Orgasmus für dich an? Wo und wie spürst du ihn?

Wie oft kannst du in kurzen Abständen kommen, bis es dir endgültig reicht?

Wie stehst du zur weiblichen Ejakulation (auch Squirting genannt)? Sexy oder seltsam?

Findest du Sex während der Periode gut, oder möchtest du in dieser Zeit lieber darauf verzichten?

Hättest du lieber einen komplett anderen Körper? Wenn ja, warum ist das so?

Wann hattest du das erste mal deine Periode/einen Samenerguss?

Stehst du genauso darauf Oralsex zu geben, wie zu bekommen? Was gefällt dir besonders daran, mich mit dem Mund zu verwöhnen?

Wenn ich dich verführen möchte, was muss ich tun, damit du so richtig in Fahrt kommst? Gibt es bestimmte Körperstellen oder Handlungen, die deine Lust besonders entfachen?

Würdest du gerne einmal Bodypainting ausprobieren? Würdest du lieber die Person sein, die anmalt, oder die, die angemalt wird? Welches Motiv würdest du wählen?

Findest du, Frauen und Männer sollten sich rasieren? Wenn ja: Beide oder nur die Frau? Wo dürfen für dich Haare sein und wo magst du das überhaupt nicht?

Makeup, Parfum, Aftershave, Solarium: Magst du mich lieber natürlich oder gerne auch mit etwas Unterstützung aus der Beauty-Industrie? Wie viel ist zu viel des Guten?

Von welchem Körperteil würdest du gerne einmal einen Abdruck von mir machen? Was würdest du damit tun, wenn es fertig ist?

Gibt es für dich einen Unterschied, zwischen „im Kopf erregt sein“ und „körperlich erregt sein“? Wie unterscheidet sich das und wie spürst du das? Ist beides gleich wichtig für dich?

Findest du es eklig sich nach dem Oralsex zu küssen, oder ist das für dich etwas Schönes, das dazugehört?

Wie nass darf ein Kuss deiner Meinung nach sein? Und wie viel Zunge darf mit im Spiel sein?

Was würdest du erotischer finden? Nacktfotos von mir, oder Fotos mit sexy Dessous, die Raum für Fantasie lassen?

Was für einen Unterschied macht es für dich als Mann/Frau, wenn wir beim Sex ein Kondom verwenden? Fühlt sich das sehr anders an?

Auf den Körper der Partnerin/des Partners ejakulieren: Erregendes Finale oder No-Go?

Fällt dir noch mehr zum Thema Körper ein?

BEZIEHUNG

Wie definiere ich meine Partnerschaft?

Würde für dich jemals eine offene Beziehung in Frage kommen?

Wie findest du, hat sich der Sex seit Beginn unserer Beziehung entwickelt?

Würdest du mir sagen, wenn du fremdgegangen wärst oder schweigen? Warum? Und was würdest du in so einer Situation von mir erwarten?

Könntest du einen Seitensprung jemals verzeihen?

Ab wann würdest du sagen, ist es Fremdgehen? Geht flirten noch in Ordnung, oder ist das schon zu viel?

Gibt es etwas, das du dir in unserer Beziehung wünschen würdest?

Was war der beste Sex für dich, den wir zusammen hatten? Glaubst du, das können wir toppen?

In welchen Situationen wirst du eifersüchtig und wie reagierst du dann?

Was unterscheidet mich von einer Person, die du du einfach nur sexuell anziehend findest?

Glaubst du, dass der Sex zwischen zwei Menschen mit der Zeit langweiliger und uninteressanter wird, oder glaubst du, die Lust kann immer wieder neu entfacht werden?

Ist es dir peinlich, wenn ich mit Freunden über unseren Sex rede?

Sprichst du mit Freunden über Sex? Und wenn ja, was erzählst du und wo sind deine Grenzen?

Findest du, man sollte auch ein paar Geheimnisse in einer Beziehung haben, oder sollte man immer zu 100 Prozent offen miteinander umgehen? Was wäre ein untragbares Geheimnis für dich, was wäre ok?

Kratzt es an deinem Ego, wenn ich Spielzeuge benutze und masturbiere, anstatt mit dir zu schlafen? Oder findest du das normal, abwechslungsreich und vielleicht sogar sexy?

Magst du eher, wenn ich unterwürfig oder bestimmend beim Sex bin?

Stehst du mehr auf Kuschelsex oder wenn es so richtig hart zur Sache geht?

Lieber ein Quickie oder eine ausgiebige Verwöhnrunde mit mir?

Hast du lieber nach dem Aufstehen Sex, oder vorm ins Bett gehen?

Gibt es etwas, das du dich noch nie getraut hast mir zu sagen, jedoch immer sagen wolltest?

Lieber ein klassisches Date mit mir, oder ein erotisches?

Sex nach dem Streit: Energiegeladenes Techtelmechtel oder ganz falscher Zeitpunkt?

Wenn wir uns mal nicht sehen können, wäre Telefonsex und gemeinsames Masturbieren dann etwas für dich?

Was ist für dich der unterschied zwischen Lust und Liebe? Kann man das voneinander trennen?

Verführst du mich lieber, oder wirst du lieber von mir verführt?

Findest du, dass das Alter eine Rolle spielt, oder kommt es nur auf die Liebe an?

Glaubst du, man muss sich selbst lieben, um wirklich tief lieben zu können? Liebst du dich selbst?

Warum hast du dich für eine Beziehung entschieden und nicht für ein Leben als Single mit allen Freiheiten?

Wie wichtig ist dir das Thema Treue in einer Beziehung? Ist sie das A und O, oder gibt es wichtigere Dinge? Was wäre das zum Beispiel?

Wurdest du schon mal betrogen? Wie hast du das herausgefunden und welche Auswirkungen hat das auf dich und dein Leben gehabt?

Was brauchst du, um dich beim Sex voll und ganz fallen lassen zu können?

Was glaubst du: Warum werden Menschen untreu? Bedeutet Untreue immer direkt, das die Beziehung nicht mehr läuft?

Glaubst du an die Liebe auf den ersten Blick und die ewige Liebe? Können Paare ihr Leben lang ineinander verliebt sein?

Ist dir Zärtlichkeit oder Sexualität wichtiger in einer Beziehung?

Wie würdest du damit umgehen, wenn einer von uns eine sexuelle Vorliebe hätte, die der andere nicht teilt? Würdest du versuchen eine Lösung oder einen Kompromiss zu finden, oder würdest du es ignorieren und abhaken?

Findest du Notlügen in einer Beziehung in Ordnung? Was ist für dich eine Notlüge und wann beginnt es, dass diese Grenze überschritten wird?

Was würdest du tun, wenn ich mich mit deinem besten Freund/deiner besten Freundin streiten würde? Würdest du dich heraushalten, neutral bleiben und deine eigene Meinung äußern, oder dich auf die Seite von einem von uns schlagen? Wer wäre das eher und warum?

Hast du manchmal Verlustängste? Wann kommen diese vor und wie gehst du damit um? Gibt es Situationen, die besonders heikel für dich sind?

Fällt dir noch mehr zum Thema Beziehung ein?

ERFAHRUNGEN

Was habe ich erlebt und was hat mich geprägt?

Hattest du schon mal einen One-Night-Stand? Wie fandest du es?

Hattest du schon mal eine Freundschaft plus? Wie hat das die Freundschaft verändert?

Mit wie vielen Menschen hattest du bereits Sex?

Hast du mal etwas mit einer Person gehabt und es im Nachhinein bereut? Warum hast du es bereut?

Hast du mal mit jemandem etwas gemacht, was du mit mir noch nicht ausprobiert hast? Würdest du das gerne nachholen?

Hast du schon einmal jemandem für Sex ein Taschengeld gezahlt oder dir selbst ein Taschengeld bezahlen lassen? Wie kam es dazu und was war das für ein Gefühl?

Wie war dein erstes Mal? War es besser oder schlechter als erwartet?

Wie alt warst du bei deinem ersten Mal?

Was war das Peinlichste, das dir mal beim Sex passiert ist und wie ging es danach weiter?

Hattest du mal etwas mit einer Person, von der du lieber die Finger hättest lassen sollen? Ein Lehrer, die Freundin des besten Freundes, ein Arzt?

Hattest du schon mal einen multiplen Orgasmus? Wie hat sich das für dich angefühlt?

Wurdest du schon mal beim Sex erwischt? Von wem und wo?

Hat schon mal jemand deine intime Grenze überschritten? Was ist passiert und wie hast du reagiert?

Hast du schon mal einen Orgasmus vorgetäuscht? Was hat dich dazu gebracht das zu tun?

Hast du schon mal gesagt du wärst vergeben obwohl du Single warst, nur um einer Person zu entkommen, die nicht dein Typ war?

Wurde dir schon mal eine falsche Telefonnummer gegeben? Konntest du darüber lachen, oder hat es dich gekränkt?

Hast du schon mal deine männlichen/weiblichen Vorzüge genutzt, um aus einer Situation besser herauszukommen oder Vorteile zu erlangen? Was war das für eine Situation und was hast du getan?

Was ist der außergewöhnlichste, lustigste oder spannendste Ort, an dem du mal Sex hattest? War das eine spontane Idee oder geplant?

Was hast du schon getan, von dem du früher dachtest, dass du das niemals tun würdest? Warst du im Nachhinein froh, es doch gemacht zu haben, oder wärst du lieber bei deinem Grundsatz geblieben?

Musstest du schon mal den Sex unterbrechen, weil du ganz dringend auf die Toilette musstest? War dir das peinlich?

Hattest du schon mal ein Katastrophen-Date, das komplett anders lief, als erwartet? Was ist passiert?

Als du noch in der Schule warst, hast du da mal jemandem heimlich zum Valentinstag etwas geschenkt, ohne dass die Person wusste, von wem das Geschenk kam?

Hast du schon mal im Ernst oder Spaß bei einer Sexhotline angerufen?

Was war dein verrücktestes Chat Erlebnis? Was dein peinlichstes?

Hast du schon mal jemandem Nacktfotos von dir geschickt? Hast du es jemals bereut?

Warst du mal in einen Lehrer/eine Lehrerin verliebt? Wie alt warst du und wie bist du mit der Situation umgegangen?

Wer war generell dein erster Schwarm? Wie alt warst du damals?

Warst du schon mal in einer total unpassenden Situation erregt? Was für eine Situation war das und wie bist du damit umgegangen?

Hast du schon mal eine anzügliche Nachricht an die falsche Person geschickt? Was ist passiert und wer war die Person?

Was war die gemeinste oder unerwartetste Abfuhr, die du mal erhalten hast? Hat dich das an dir zweifeln lassen, oder bist du damit locker umgegangen, da man nicht jedem gefallen kann und muss?

Hast du schon mal jemanden entjungfert?

Hattest du schon mal Sexträume mit einer Person, mit der du im echten Leben niemals etwas anfangen würdest?

Welche verrückten und freizügigen Partyspiele hast du schon mitgemacht und wie weit bist du gegangen?

Hattest du schon mal so lauten Sex, dass die Nachbarn sich beschwert haben?

Musstest du schon mal wegen einem Sexunfall zum Arzt?
Was ist passiert?

Hast du schon mal jemanden heimlich beim Sex beobachtet?
Wie kam es dazu und wurdest du entdeckt?

Kam es schon mal vor, dass du Sex hattest, während andere Leute im Raum waren? Haben diese etwas davon mitbekommen?

Fällt dir noch mehr zum Thema Erfahrungen ein?

SEXUELLE IDENTITÄT

Wer bin ich und wie nehme ich mich als Mann oder Frau wahr?

Hattest du schon mal Fantasien oder Erfahrungen mit dem gleichen Geschlecht? Wie war das für dich?

Wann denkst du, ist man wirklich alt genug für Sex?

Findest du es gut, dass Schwule und Lesben heiraten und Kinder adoptieren dürfen? Warum hast du diese Meinung?

Gab es eine Zeit in deinem Leben, wo du dir gewünscht hast, du wärst das andere Geschlecht? Wie kam es dazu und wie lange hat diese Phase angedauert?

Was gibt dir das Gefühl, männlich/weiblich zu sein? Gibt es für dich etwas, das typisch männlich/weiblich ist?

Fühlst du dich wohl in deiner Rolle als Mann/Frau?

Wie oft brauchst und willst du Sex, damit du dich ausgelastet fühlst?

Wie oft befriedigst du dich selbst? Wurde es weniger seit wir zusammen sind, oder hast du die Häufigkeit beibehalten?

Findest du es mutig oder peinlich, wenn sich Menschen wie das andere Geschlecht kleiden und schminken?

Hast du auch männliche/weibliche Anteile in dir? Wann kommen diese zum Vorschein?

Findest du Männer und Frauen sollten in jedem Punkt gleich behandelt werden, oder gibt es Ausnahmen?

Glaubst du, wir Menschen sind von Natur aus monogam oder ist die Treue nur eine gesellschaftlich auferlegte Regel?

Sollte der Mann den ersten Schritt machen, oder ist das eine Sache beider Geschlechter?

Wann wurde dir bewusst, dass du gerne dein erstes Mal haben würdest und bereit dafür bist? Wie kam es dazu?

Wie wurdest du aufgeklärt? Hast du dich selbst darum bemüht, dein Wissen in dem Bereich zu erweitern und zum Beispiel Magazine gelesen oder dich mit älteren Freunden ausgetauscht?

Findest du Geschlechtsumwandlungen eine gute Sache für Transgender-Personen, oder denkst du, jeder sollte so leben, wie er/sie geboren wurde und es akzeptieren?

Sigmund Freud war der Meinung, jeder Mensch sei insgeheim bisexuell veranlagt. Glaubst du, da ist etwas dran, oder ist das Quatsch?

Immer mehr Begriffe für sexuelle Orientierungen und Geschlechter tauchen in den Medien auf. Glaubst du, es gibt mehr als heterosexuell und homosexuell und männlich und weiblich? Oder sind das für dich nur Trendwörter?

Wie würdest du einem Freund/einer Freundin zur Seite stehen und helfen, wenn er/sie sich outen möchte, jedoch Angst vor den Reaktionen der Mitmenschen hat?

Glaubst du, die sexuellen Interessen und Orientierungen können sich im Laufe des Lebens bei Menschen verändern? In welcher Hinsicht?

Glaubst du, homosexuelle Paare haben weniger Missverständnisse und besseren Sex, weil sie das selbe Geschlecht haben und wissen, was der oder die andere braucht? Oder ist das ein Klischee?

Was hältst du davon, Sex erst nach der Hochzeit zu haben? Glaubst du, das kann positive Seiten haben oder bist du sogar Befürworter?

Fragst du dich manchmal, wie Sex sich für das andere Geschlecht anfühlt? Glaubst du, Männer oder Frauen haben mehr Spaß und intensivere Orgasmen? Oder ist es für beide gleich schön?

Würdest du gerne mal auf eine Cross-Dressing-Party gehen, bei der man sich bewusst wie das andere Geschlecht kleidet? Was würde dich daran reizen und was würdest du tragen?

Was sind deiner Meinung nach die drei größten Vorteile daran, ein Mann zu sein, was die drei größten Vorteile daran, eine Frau zu sein?

Ab wann sollten Kinder in der Schule aufgeklärt werden? Sollten das die Lehrer machen, oder ein professionelles Team von einer Organisation oder ähnlichem?

Sollten Kinder und Jugendliche vermittelt bekommen, dass auch andere sexuelle Orientierungen als heterosexuell und andere Geschlechter als männlich und weiblich normal sind, oder geht das deiner Meinung nach zu weit?

Findest du, Frauen haben es in der Arbeitswelt schwerer? Inwiefern und woran liegt das? Wie könnte man das Problem lösen oder zumindest die Situation verbessern?

Männer bringen das Geld nach Hause, Frauen kümmern sich um den Haushalt. Denkst du, an diesem Klischee ist etwas dran, oder ist das ein längst überholtes Rollenbild?

Was sollen Männer und Frauen endlich im Bezug auf das andere Geschlecht wissen und verstehen? Was sind Punkte, die deiner Meinung nach immer wieder zu Missverständnissen führen? Haben wir solche Punkte?

Gibt es etwas, das für dich reine Männer- oder Frauendomäne bleiben sollte? Was ist das und warum empfindest du so?

Findest du, Verhütung ist nur Frauensache, oder ist das ein Thema, das beide etwas angeht?

Gibt es etwas, das dich an dir als Mann/Frau zweifeln lässt?
Was hilft dir in so einem Moment?

Wie findest du es, dass in der Gesellschaft und Werbung Mädchen zum Beispiel mit der Farbe Rosa, Ballett und Pferden identifiziert werden und Jungen mit der Farbe Blau, Fußball und Dinosauriern? Sollten Kinder frei entscheiden?

Glaubst du reine Mädchen- oder Jungenschulen führen bei den Kindern später einmal zu Problemen der Identität und Sexualität? Glaubst du diesen Kinder und Jugendlichen fehlt später einmal etwas?

Hast du lieber Freunde des selben Geschlechts oder des anderen Geschlechts? Hat das bestimmte Gründe?

Sind Frauen während der Periode und Männer während einer Erkältung wirklich so schlimm? Glaubst du, das trifft auch auf uns zu? Wer von uns steigert sich in so einer Situation mehr hinein?

Fällt dir noch mehr zum Thema sexuelle Identität ein?

MORAL UND GRENZEN

Wo hört der Spaß auf?

Wie stehst du zum Thema Prostitution? Gute Sache, oder sollte es verboten gehören?

Haben Pornos deiner Meinung nach eine negative Auswirkung auf das Frauen- und Männerbild, die Sexualität und sogar Beziehungen?

Einvernehmlicher Sex mit Gewalt und Schmerzen: Kranker Fetisch, den du strikt ablehnst, oder verbotene Frucht, die verlockend klingt?

Hast du es schon mal zu deinem Vorteil genutzt, dass eine Person sehr betrunken war? Was hast du gemacht?

Findest du es verwerflich oder akzeptabel, wenn Menschen nur wegen finanziellen Gründen zusammen sind und heiraten?

Was denkst du: Macht sich die Person, die etwas mit einer vergebenen oder verheirateten Person anfängt genauso schuldig, oder liegt die Verantwortung ganz allein beim untreuen Partner?

Glaubst du, ein Mensch der einmal betrogen hat, wird immer betrügen? Oder kann das von Beziehung zu Beziehung unterschiedlich sein?

Wenn man sich in eine andere Person verliebt obwohl man in einer Beziehung ist, sollte man dem Partner davon erzählen, oder es als Geheimnis wahren, um die Beziehung zu schützen?

Wenn du mitbekommen würdest, dass dein bester Freund/deine beste Freundin fremdgeht, würdest du ihn/sie vorm Partner decken, oder würdest du dich einmischen und ihn/sie überreden, die Wahrheit zu sagen, bevor du es tust?

Männer, die viele Geschlechtspartnerinnen hatten, sind Casanovas. Frauen, die viele Geschlechtspartner hatten, sind Schlampen. Stimmst du dem gängigen Klischee zu, oder bist du anderer Meinung?

Findest du es in Ordnung, beim Junggesellenabschied noch einmal so richtig zu flirten und Stripper zu engagieren, oder sollte man sich auch an diesem Tag zurückhalten, da man in einer festen Beziehung ist?

Macht es die Situation schlimmer oder besser, wenn ein Seitensprung im betrunkenen Zustand passiert ist? Kann man durch Alkohol schon mal etwas tun, das man anschließend bereut, oder ist das kein Grund für so einen Ausrutscher?

Was ist ein absolutes Tabuthema für dich? Was würdest du niemals ausprobieren wollen oder bei anderen Menschen tolerieren können? Was, wenn du so eine Situation mitbekommen würdest?

Hast du schon einmal gegen deine eigenen Prinzipien verstoßen? Wie kam es dazu und was war das für eine Situation? Hast du es hinterher bereut, oder war es das wert?

Was wäre in deinen Augen eine angemessene Strafe für Sexualstraftäter? Werden solche Menschen bisher zu sehr durch das Gesetz geschützt?

Ist die Exfreundin oder der Exfreund eines Freundes oder einer Freundin tabu, oder ist es in Ordnung etwas mit ihr oder ihm anzufangen?

Kann man von seinem Partner vor dem ersten gemeinsamen Sex einen HIV-Test und einen Test auf sexuell übertragbare Krankheiten verlangen oder ist das in deinen Augen grenzüberschreitend?

Wie findest du es, wenn Paare voreinander auf die Toilette gehen? Ist das ein Vertrauensbeweis, oder sollte wenigstens das noch intim in einer Beziehung bleiben und hinter geschlossener Türe stattfinden?

Ist es für dich in Ordnung mit den Freunden darüber zu sprechen, wenn und worüber wir uns streiten? Oder findest du, das geht nur uns beide etwas an?

Was denkst du darüber, sich auf der Karriereleiter nach oben zu schlafen? Verwerflich oder nützlich, wenn man die Person vielleicht sogar attraktiv findet und Single ist?

Was hältst du von Frauen, die sich Drinks spendieren lassen, obwohl sie kein Interesse am Mann haben? Und wie denkst du über Männer, die einen auf Frauenversteher machen, nur um eine Frau ins Bett zu bekommen?

Eine Frau, die sich sehr sexy gekleidet hat wird sexuell belästigt: Ist das nur die Schuld des Täters, oder hat die Frau auch eine Teilschuld, da sie mit ihrem Outfit provoziert hat? Was ist mit Freibad, Sauna oder FKK-Strand?

Du siehst in der Öffentlichkeit ein Paar, bei dem das Mädchen eindeutig minderjährig ist und der Mann wesentlich älter. Wie reagierst du? Mischst du dich ein?

Sollte bei einem Date immer der Mann bezahlen, oder ist das eine altmodische Sichtweise?

Den Partner zum Sex überreden, obwohl er oder sie eigentlich keine Lust hat: Findest du das in Ordnung, oder sollte ein Nein akzeptiert werden?

Ist Sex in der Öffentlichkeit ein prickelndes Erlebnis, oder etwas, das du verwerflich findest?

Sollte man Pädophile Zwangskastrieren dürfen? Was ist mit denen, die zu Unrecht verurteilt wurden?

Wenn man merkt, dass man jemanden nicht mehr liebt, sollte man dann direkt ehrlich sein, oder abwarten, ob sich die Gefühle nochmal ändern und das nur eine Phase ist?

Ist es ok, als Frau mit dem besten Freund oder als Mann mit der besten Freundin in den Urlaub zu fahren?

Findest du es schmeichelnd, wenn ich eifersüchtig bin, oder nervt dich das eher? Wo liegt die Grenze, an der es kippt?

Ist Schluss machen per SMS, WhatsApp oder Telefon im heutigen Zeitalter in Ordnung und vielleicht sogar normal, oder geht das überhaupt nicht?

Ist es verwerflich, einen Ex-Partner auf Nachfrage des neuen Partners als untreu zu entlarven, wenn er oder sie nach dem Trennungsgrund fragt?

Ist es ok, Pornos anzuschauen, obwohl man in einer Beziehung ist?

Wie stehst du dazu, Sachen vom Ex-Partner zu behalten, trotz neuer Beziehung?

Und wie sieht es damit aus, mit dem Ex-Partner befreundet zu sein, obwohl man in einer neuen Beziehung ist?

Ist es die Entscheidung beider Partner ob das Kind behalten wird, oder hat die Frau das Recht alleine zu entscheiden, da es ihr Körper ist?

Kann man zu viel lieben? Und sollten sich in einer Partnerschaft beide gleich stark lieben, damit es funktioniert?

Fällt dir noch mehr zum Thema Moral und Grenzen ein?

Printed in Germany
by Amazon Distribution
GmbH, Leipzig

15908622R00075